陶瓷和耐火材料生产企业

职业病危害及防护

职工普及读本

四川省总工会 四川省安全生产监督管理局 编

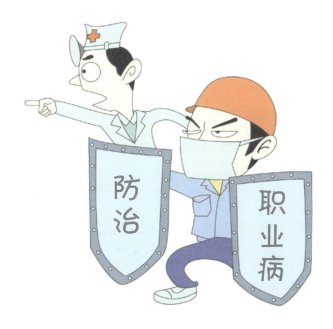

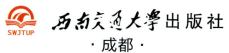
西南交通大学出版社
·成都·

图书在版编目（ＣＩＰ）数据

陶瓷和耐火材料生产企业职业病危害及防护职工普及
读本 / 四川省总工会，四川省安全生产监督管理局编.
—成都：西南交通大学出版社，2017.4
ISBN 978-7-5643-5352-0

Ⅰ. ①陶… Ⅱ. ①四… ②四… Ⅲ. ①陶瓷企业－职
业病－防治－普及读物②耐火材料－工业企业－职业病－
防治－普及读物 Ⅳ. ①R135-49

中国版本图书馆 CIP 数据核字（2017）第 047439 号

陶瓷和耐火材料生产企业职业病危害及防护职工普及读本

四川省总工会

四川省安全生产监督管理局　　编

责 任 编 辑	李　伟
封 面 设 计	钟　燕
	西南交通大学出版社
出 版 发 行	（四川省成都市二环路北一段 111 号 西南交通大学创新大厦 21 楼）
发 行 部 电 话	028-87600564　028-87600533
邮 政 编 码	610031
网　　　址	http://www.xnjdcbs.com
印　　　刷	四川煤田地质制图印刷厂
成 品 尺 寸	145 mm × 210 mm
印　　　张	2.25
字　　　数	62 千
版　　　次	2017 年 4 月第 1 版
印　　　次	2017 年 4 月第 1 次
书　　　号	ISBN 978-7-5643-5352-0
定　　　价	18.00 元

编审委员会

前 言

陶瓷生产和耐火材料制造企业粉尘危害严重，个别地区甚至发生过群体性尘肺病事件。曾经轰动全国的"开胸验肺"事件就发生在这个行业。2015年，国家安全监管总局组织调查组对部分地区的27家陶瓷生产企业和23家耐火材料制造企业进行了调研检测。从检测结果看，大多数工作场所的粉尘浓度超过国家标准限值，给劳动者职业健康带来了严重危害。

目前，全国有陶瓷生产企业3 363家，接触粉尘危害人数159 980人，职业病危害超标企业1 543家。四川省陶瓷生产企业244家，从业人员总人数31 664人，其中接触粉尘作业19 878人。

全国有耐火材料制造企业1 613家，接触粉尘危害人数38 368人，职业病危害超标企业568家。四川省现有耐火材料制造企业共106家，从业人数共3 021人。

为控制、减少和消除陶瓷和耐火

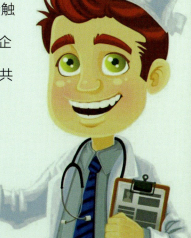

材料行业职业病危害，切实保护劳动者职业健康权益，国家安全监管总局办公厅下发了《陶瓷生产和耐火材料制造企业粉尘危害专项治理工作方案》（安监总厅安健〔2016〕10号）通知，四川省安全生产监督管理局与四川省总工会下发了《陶瓷生产和耐火材料制造企业粉尘危害专项治理工作方案》（川安监〔2016〕25号）通知。当前职业病危害防治已经成为国家面临的一个重要任务，通过多种手段有效遏制职业病高发势头，科学有效的职业病危害及防护知识的宣传与普及迫在眉睫。

为贯彻落实《中华人民共和国职业病防治法》，保障劳动者职业健康安全，在广大职工中深入开展职业病防治知识宣传与普及，提高从业人员的职业病防治意识和能力，四川省总工会、四川省安全生产监督管理局牵头组织四川安全技术中心有关专家编写了《陶瓷和耐火材料生产企业职业病危害及防护职工普及读本》（以下简称《读本》）。《读本》以简明扼要的语言、图文并茂的形式，介绍了职业卫生基础知识，陶瓷和耐火材料行业生产过程中接触的主要职业病危害因素、可能导致的职业病、必要的工程防护措施、个体防护用品，以及职业健康检查基本知识、职业病的典型症状等内容。为便于读者阅读，《读本》以行业分类，按照主要工种为导线进行编写，行业间的内容略有重复，书中种种不足之处，恳请广大读者批评指正。

　　《读本》将深奥专业的职业病防治知识通俗化、简洁化，并与生动的图片、漫画结合，可达到使广大从业人员，尤其是农民工一看即会、一读即懂的目的，最终使职业病防控知识宣传走入职工群众，更接地气，从而提高职工自我防护的意识和能力，为切实保护职工安全健康权益发挥积极作用。

四川省总工会

四川省安全生产监督管理局

CATALOG
目录

第一章 职业病防治的基础知识

一、术语及定义

1.工作场所：劳动者进行职业活动并由用人单位直接或间接控制的所有工作地点。

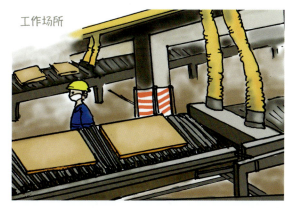

工作场所

2.工作地点：劳动者从事职业活动或进行生产管理而经常或定时停留的岗位和作业地点。

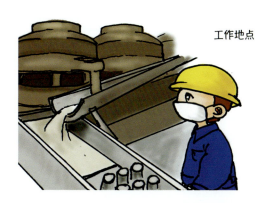

工作地点

3.职业病危害因素：在职业活动中产生和（或）存在的，可能对职业人群健康、安全和作业能力造成不良影响的因素或条件，包括化学、物理、生物等因素。

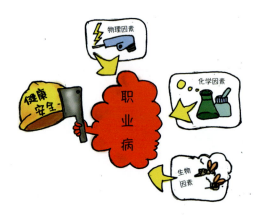

4.职业病：企业、事业单位和个体经济组织等用人单位的劳动者在职业活动中，因接触粉尘、放射性物质和其他有毒、有害因素而引起的疾病。

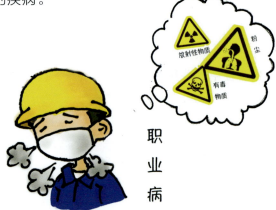

5.职业禁忌证：劳动者从事特定职业或者接触特定职业病危害因素时，比一般职业人群更易于遭受职业病危害和罹患职业病或者可能导致原有自身疾病病情加重，或者在从事作业过程中诱发可能导致对他人生命健康构成危险的疾病的个人特殊生理或者病理状态。

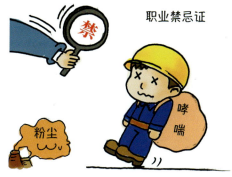

6.职业病危害因素分类

职业病危害因素按照来源分为三类：

（1）生产工艺过程中产生的有害因素：生产性粉尘；化学毒物；物理因素；生物因素。

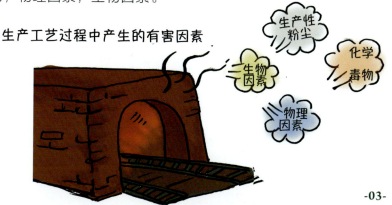

（2）劳动过程中的有害因素。

劳动组织和制度不合理，精神（心理）性职业紧张；劳动强度过大或安排不当，人机界面设计不合理，个别器官或系统长时间紧张；长时间处于不良体位或姿势。

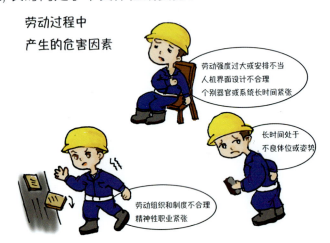

（3）生产环境中的有害因素：自然环境中的不良因素；厂房建筑或布局不合理；采光、照明、能见度不合要求；炎热季节高温辐射，通风不良；厂房矮小、狭窄，设计时没考虑必要的卫生技术设施。

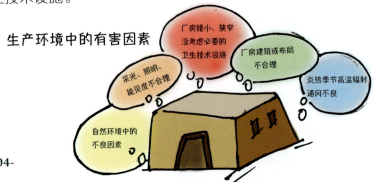

7.职业病危害因素接触途径

（1）呼吸道；

（2）皮肤；

（3）消化道。

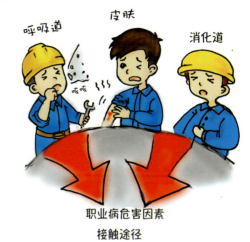

8.职业病必备的四大条件

（1）患病主体必须是用人单位的劳动者；

（2）与用工行为相联系（有劳动合同关系）；

（3）必须是因接触粉尘、毒物、放射性物质或其他有毒有害物等职业病危害因素引起的；

（4）所患疾病属于国家《职业病分类和目录》范围的。

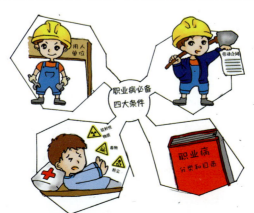

二、用人单位的职责

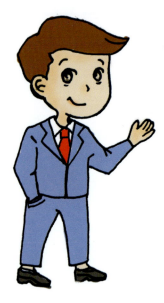

- 1.承担职业危害防治的主体责任;

- 2.建立、健全职业病防治责任制;

- 3.建立、健全职业健康监护档案;

- 4.向安监部门进行职业病危害项目申报;

- 5.职业危害因素日常监测,每年至少进行一次职业危害因素检测;

- 6.进行建设项目职业病危害预评、控评;

- 7.危害公告,设置警示标识;

- 8.危害治理和禁用存在职业危害的设备和材料、禁止危害转移;

- 9.配备防护设施、设备、个人防护用品;

- 10.事故预防,配备应急救援设施;

- 11.危害告知和培训教育;

- 12.未成年工及女工劳动保护;

- 13.安排职业病人检查、诊疗和康复;

- 14.职业禁忌和健康损害调离安置;

- 15.妥善安置和调离职业病人;

- 16.报告职业病;

- 17.提供职业病诊断资料;

- 18.依法参加工伤保险;

- 19.依照民事法律承担损害赔偿。

三、劳动者的权利与义务

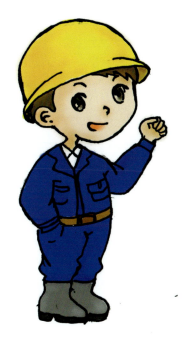

- 1.获得职业健康教育培训；

- 2.获得健康检查、职业病诊疗等防治服务；

- 3.对危害、危害后果、防护条件知情的权利；

- 4.获得职业卫生防护；

- 5.要求改善工作条件；

- 6.拒绝强令违章、冒险作业；

- 7.参与民主管理；

- 8.批评、检举、控告；

- 9.选择职业病诊断机构；

- 10.职业病诊断知情权；

- 11.诊断争议申请鉴定；

- 12.享受国家规定的工伤保险待遇；

- 13.要求并获得健康损害赔偿；

- 14.遵守职业病危害防治的法律、法规和操作规程；

- 15.正确佩戴、使用职业病危害防护用品。

四、工会组织在职业病防治中的权利和义务

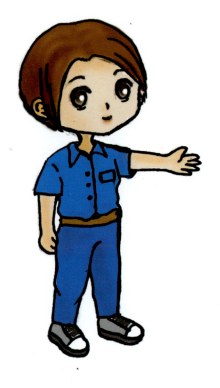

- 1.督促并协助用人单位开展职业卫生宣传教育和培训；

- 2.对用人单位的职业病防治工作提出意见和建议；

- 3.协调并督促用人单位解决劳动者反映的有关职业病防治问题；

- 4.要求纠正用人单位违反职业病防治法律、法规，侵犯劳动者合法权益的行为；

- 5.当产生严重职业病危害时，要求采取防护措施或向政府有关部门建议采取强制性措施；

- 6.参与职业病危害事故调查处理；

- 7.发现有危及劳动者生命健康的情况时，有权向用人单位建议组织劳动者撤离危险现场；

- 8.教育劳动者履行职业病防治义务，遵守职业病法律、法规和操作规程。

五、职业病的诊断与鉴定

1.诊断地点

劳动者可选择用人单位所在地、本人户籍所在地、经常居住地的职业病诊断机构进行职业病诊断。

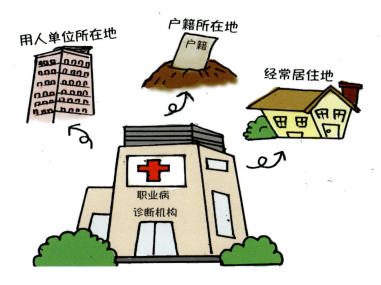

2.诊断所需材料

（1）劳动者职业史和职业病危害接触史（包括在岗时间、工种、岗位、接触的职业病危害因素名称等）；

（2）劳动者职业健康检查结果；

（3）工作场所职业病危害因素检测结果；

（4）职业性放射性疾病诊断还需要个人剂量监测档案等资料；

（5）与诊断有关的其他资料。

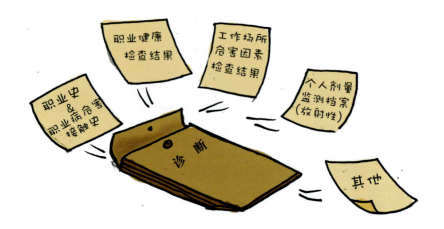

注：如果用人单位不提供或不如实提供所需资料,诊断机构可根据当事人提供的材料和相关人员用工证明，依据职业病诊断标准、劳动者的健康损害情况、病情变化是否符合相应职业病的临床表现特点和变化规律等进行综合分析，做出诊断结论。

3.职业病鉴定

(1)当事人对诊断结论有异议时，在接到职业病诊断证明书之日起30日内，可以向做出诊断结论的诊断机构所在地设区的市级卫生行政部门申请鉴定。设区的市级职业病诊断鉴定委员会负责职业病诊断争议的首次鉴定。

(2)当事人对设区的市级职业病诊断鉴定委员会的鉴定结论还不服的，在接到职业病诊断鉴定书之日起15日内，可以向原鉴定机构所在地省级人民政府卫生行政部门申请再鉴定。省级职业病诊断鉴定委员会的鉴定为最终鉴定。

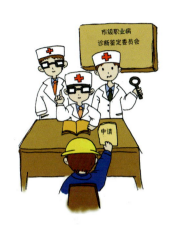

(3)鉴定程序。

第一步申请。 向作出诊断的医疗卫生机构所在地政府卫生行政部门提出鉴定申请。

第二步审查。 职业病诊断鉴定办事机构收到当事人的申请后，对其提供的与鉴定有关的资料进行审核。

第三步组织鉴定。 参加职业病诊断鉴定的专家，由申请鉴定的当事人在职业病诊断鉴定办事机构的主持下，从专家库中以随机抽取的方式确定，当事人也可以委托职业病诊断鉴定办事机构抽取专家。鉴定意见不一致时，应当予以注明。

第四步出具鉴定书。 鉴定书必须由所有参加鉴定的成员共同签署，并加盖鉴定委员会公章。

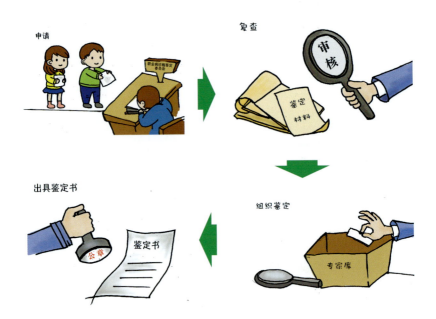

4.鉴定所需材料

（1）职业病鉴定申请书；

（2）职业病诊断证明书，申请省级鉴定的还应当提交市级职业病鉴定书；

（3）卫生行政部门要求提供的其他有关资料。

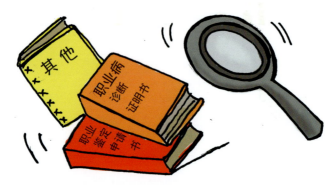

六、各行政职能部门的职责

1.安全监督管理部门职业病防治主要职责

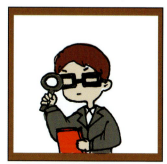

负责用人单位职业卫生监督检查工作

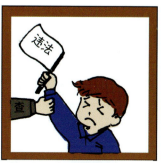

组织查处职业病危害事故和违法违规行为

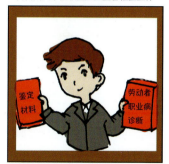

监督检查和监督用人单位提供劳动者职业
病诊断、鉴定所需的相关资料

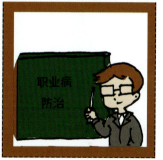

加强对职业病防治的宣传教育

2.卫生行政部门职业病防治主要职责

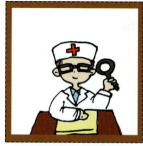

负责监督管理职业病诊断与鉴定

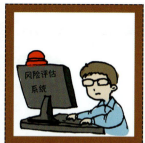

组织开展重点职业病监测和专项调查,
开展职业健康风险评估,研究提出职
业病防止对策

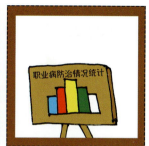

定期对本行政区域的职业病防治
情况进行统计和调查分析

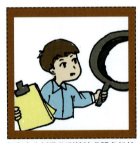

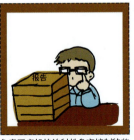

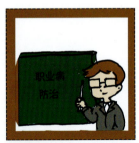

负责个人剂量监测等技术服务机构和职业健康检查、职业病诊断机构的监督管理、规范职业病的检查和救治

负责医疗机构放射性危害控制的监督管理；负责职业病的报告管理，组织开展职业病防治科学研究

组织开展职业病防治法律法规和防治知识的宣传教育，开展职业人群健康促进工作

3.劳动保障行政部门职业病防治主要职责

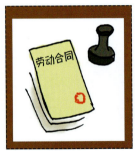

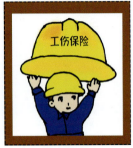

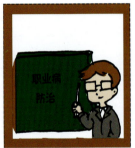

负责劳动合同实施情况监督工作，监督用人单位依法签订劳动合同

监督用人单位做好职业病病人工伤保险工作

进行职业病防治的宣传教育，普及职业病防治知识

4.民政部门职业病防治主要职责

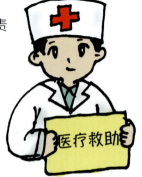

对符合政策条件的职业病病人实施医疗和生活救助

七、职业病防治目标

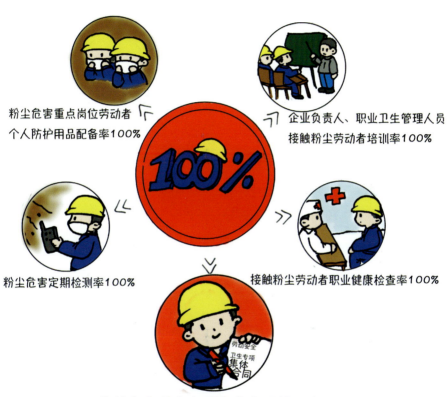

粉尘危害重点岗位劳动者个人防护用品配备率100%

企业负责人、职业卫生管理人员接触粉尘劳动者培训率100%

粉尘危害定期检测率100%

接触粉尘劳动者职业健康检查率100%

劳动安全卫生专项集体合同签订率100%

第二章 耐火材料行业职业病
危害及防护

一、职业病危害因素种类、产生环节

原料环节

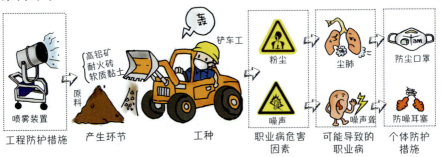

| 工程防护措施 | 产生环节 | 工种 | 职业病危害因素 | 可能导致的职业病 | 个体防护措施 |

粉碎环节

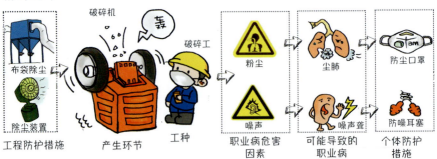

| 工程防护措施 | 产生环节 | 工种 | 职业病危害因素 | 可能导致的职业病 | 个体防护措施 |

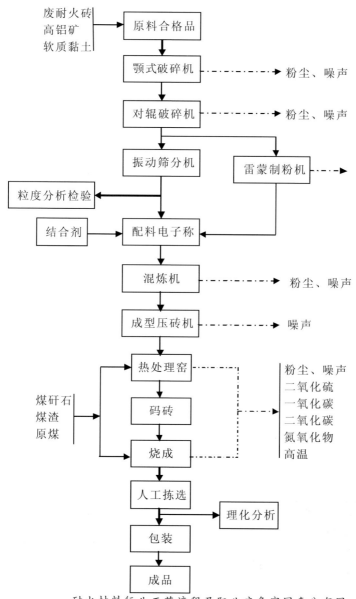

耐火材料行业工艺流程及职业病危害因素分布图

粉碎环节

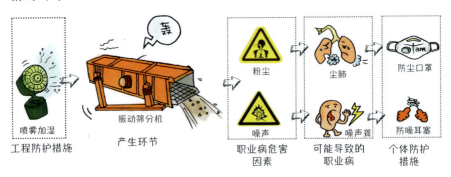

喷雾加湿 | 振动筛分机 | 粉尘 | 尘肺 | 防尘口罩
噪声 | 噪声聋 | 防噪耳塞
工程防护措施 | 产生环节 | 职业病危害因素 | 可能导致的职业病 | 个体防护措施

混炼环节

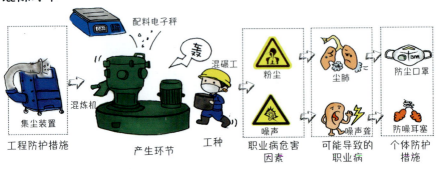

配料电子秤 | 混碾工 | 粉尘 | 尘肺 | 防尘口罩
集尘装置 | 混炼机 | 噪声 | 噪声聋 | 防噪耳塞
工程防护措施 | 产生环节 | 工种 | 职业病危害因素 | 可能导致的职业病 | 个体防护措施

机压成型环节

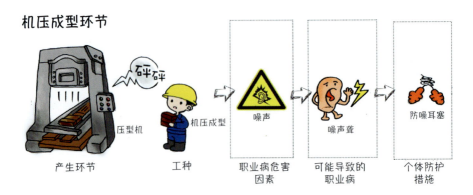

压型机 | 机压成型 | 噪声 | 噪声聋 | 防噪耳塞
产生环节 | 工种 | 职业病危害因素 | 可能导致的职业病 | 个体防护措施

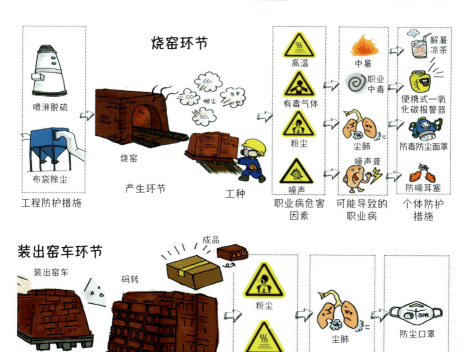

3.职业病危害因素接触岗位对人体健康的影响

序号	工种/岗位	所涉及的物料	职业病危害因素	产生环节	可能导致的职业病
1	粉碎工	废耐火砖、高铝矿、软质黏土	粉尘、噪声	料破碎、破碎机值守	尘肺、噪声聋
2	混碾工	废耐火砖、高铝矿、软质黏土	粉尘、噪声	混料作业	尘肺、噪声聋
3	铲车工	废耐火砖、高铝矿、软质黏土	粉尘、噪声	物料铲运	尘肺、噪声聋
4	机压成型	混合制砖坯料	噪声	压型机操作	噪声聋
5	烧窑	耐火砖	粉尘、噪声、二氧化硫、一氧化碳、二氧化碳、氮氧化物、高温	窑炉加煤、除渣、窑巡检	尘肺、噪声聋、职业性中毒、中暑
6	装出窑车	耐火砖	粉尘	入窑备车、出窑码砖	尘肺

二、防护措施

序号	工序	职业病危害因素	应采取的工程防护措施	应采取的个体防护措施
1	粉碎	粉尘、噪声	物料预湿、破碎喷雾加湿	防尘口罩、防噪耳塞
2	混碾	粉尘、噪声	集尘装置	防尘口罩、防噪耳塞
3	机压成型	噪声	/	防尘口罩、防噪耳塞
4	铲车工	粉尘、噪声	喷雾降尘	防尘口罩、防噪耳塞
5	烧窑	粉尘、噪声、二氧化硫、一氧化碳、二氧化碳、氮氧化物、高温	高温布袋除尘器＋喷淋脱硫（共用）、密闭尘源	防尘口罩、防噪耳塞、便携式一氧化碳报警器、防毒面具、降温凉茶
6	装出窑车	粉尘	加强通风、喷雾风扇	防尘口罩

三、防护用品的正确使用

1.防尘口罩

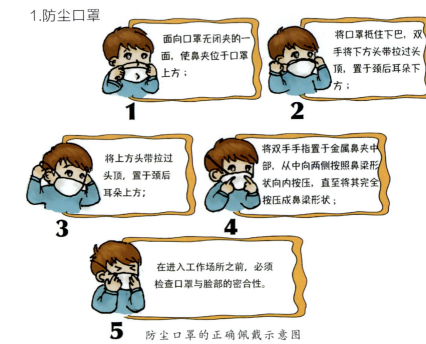

1　面向口罩无闭夹的一面，使鼻夹位于口罩上方；

2　将口罩抵住下巴，双手将下方头带拉过头顶，置于颈后耳朵下方；

3　将上方头带拉过头顶，置于颈后耳朵上方；

4　将双手手指置于金属鼻夹中部，从中向两侧按照鼻梁形状向内按压，直至将其完全按压成鼻梁形状；

5　在进入工作场所之前，必须检查口罩与脸部的密合性。

防尘口罩的正确佩戴示意图

2.防噪耳塞

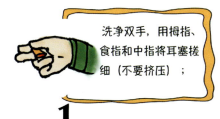

洗净双手，用拇指、食指和中指将耳塞搓细（不要挤压）；

1

耳道打开后，迅速将搓细的耳塞圆头部分塞入耳朵，耳朵外部留足够部分以便取出耳塞；

3

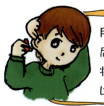

用另一只手绕过头后捏住耳朵上方，将耳朵向外拉起，以打开耳道；

2

如图为耳塞的正确佩戴位置，1/2至3/4的耳塞应塞入耳道。

4

防噪耳塞的正确佩戴示意图

3.各工种标准的个体防护用品配备

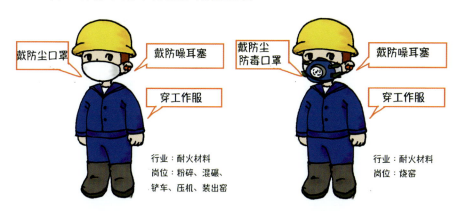

四、职业卫生管理

1.劳动者应遵守的职业卫生管理制度

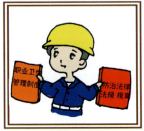
遵守制度、服从安排

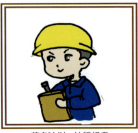
落实计划、执行规章

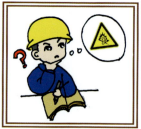
参加培训、掌握知识

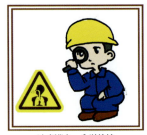
认真巡查、自觉维护

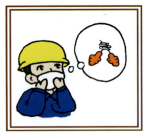
正确使用、加强防护

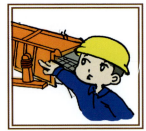
定期检查、及时上报

（1）遵守国家现行的职业病防治法律、法规、规章；

（2）遵守企业职业卫生管理制度，服从职业卫生管理人员的工作要求和安排；

（3）按照公司职业卫生管理机构要求，认真落实岗位涉及的职业卫生防治计划和实施方案；

（4）认真执行岗位职业卫生操作规程，不打折扣，不搞变通，不做选择，如实填写岗位操作记录；

（5）参加用人单位组织的职业卫生培训；学习和掌握粉尘、

噪声、高温、一氧化碳等危害的防护知识，增强职业病防范意识；

（6）正确使用、维护职业病防护设施和个人使用的职业病防护用品；

（7）积极参加企业组织的职业健康体检；

（8）负责工作区域内防尘、防噪的职业病防护设施设备的操作、维护、隐患排查及故障申报；

（9）提出职业病防护设施设备的检修和修改意见，参加设备的检修和验收工作；

（10）自觉维护工作场所职业病危害警示标识和告知卡，发现损坏及时维修或报企业职业卫生管理部门更新；

（11）定期对职业病防护设施进行检修维护；

（12）清扫作业场所时佩戴防尘口罩，湿式清扫，减少二次扬尘的发生；

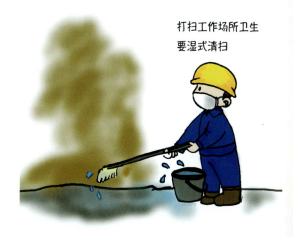

打扫工作场所卫生要湿式清扫

（13）参加用人单位组织的职业健康检查；

（14）认真对现场职业病危害防护设施进行巡查，并填写巡检记录，发现问题及时解决，并按程序上报。

2.噪声车间建隔声休息室

隔声休息室配备通风降温设施，设置存衣柜、清洁饮用水、急救箱等。

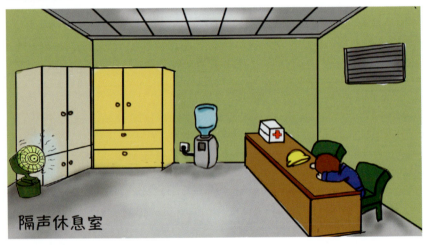

隔声休息室

3.不在工作场所吃饭、喝水、抽烟

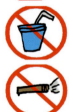
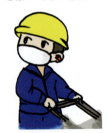

不在工作场合
吃饭、喝水、抽烟

五、职业健康体检

1.劳动者的义务

（1）参加用人单位组织的新上岗前的岗前职业健康检查。

（2）参加用人单位组织的转岗时的离岗职业健康检查。

（3）按照《职业健康监护技术规范》（GBZ188）等国家职业卫生标准的规定和要求，定期参加用人组织的在岗期间的职业健康检查。

（4）在作业过程中出现与所接触职业病危害因素相关的不适症状时，向用人单位申请进行应急职业健康检查。

（5）准备离职前30日要求用人单位组织离岗时的职业健康检查。

（6）未进行离岗时职业健康检查的，不与用人单位解除或者终止劳动合同。

2.体检类别

职业健康检查包括上岗前、在岗期间、离岗时和离岗后医学随访以及应急健康检查。

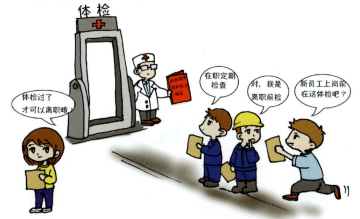

3.接触各职业病危害因素的体检项目及周期。

职业病危害因素：粉尘	
岗前职业禁忌证	a) 活动性肺结核病；b) 慢性阻塞性肺病；c) 慢性间质性肺病；d) 伴肺功能损害的疾病
岗前必检项目	必检项目：血常规、尿常规、心电图、血清 ALT、后前位 X 射线高千伏胸片或数字化摄影胸片（DR 胸片）、肺功能
在岗期间目标疾病	尘肺和职业禁忌证（同岗前）
在岗期间必检项目	a) 生产性粉尘作业分级 I 级，2 年 1 次；生产性粉尘作业分级 II 级及以上，1 年 1 次；b) X 射线胸片表现为观察对象者每年 1 次，连续观察 5 年，若 5 年内不能确诊为尘肺患者，按 a) 执行；c) 尘肺患者原则每年检查 1 次，或根据病情随时检查
在岗期间体检周期	必检项目：血常规、尿常规、心电图、血清 ALT、后前位 X 射线高千伏胸片或数字化摄影胸片（DR 胸片）、肺功能
离岗时目标疾病	尘肺
离岗时必检项目	后前位 X 射线高千伏胸片或数字化摄影胸片（DR 胸片）

职业病危害因素：噪声	
岗前职业禁忌证	a) 各种原因引起永久性感音神经性听力损失（500 Hz、1 000 Hz 和 2 000 Hz 中任一频率的纯音气导听阈>25 dB）；b) 高频段 3 000 Hz、4 000 Hz、6 000 Hz 双耳平均听阈≥40 dB；c) 任一耳传导性耳聋，平均语频听力损伤≥41 dB
岗前必检项目	血常规、尿常规、心电图、血清 ALT、纯音听阈测试
在岗期间目标疾病	职业性噪声聋和职业禁忌证（同岗前）
在岗期间必检项目	纯音气导听阈测试、心电图
在岗期间体检周期	a) 作业场所噪声 8 h 等效声级≥85 dB，1 年 1 次；b) 作业场所噪声 8 h 等效声级≥80 dB，<85 dB，2 年 1 次
离岗时目标疾病	职业性噪声聋
离岗时必检项目	纯音气骨导听阈测试

职业病危害因素：一氧化碳	
岗前职业禁忌证	中枢神经系统器质性疾病

岗前必检项目	血常规、尿常规、心电图、血清ALT
在岗期间目标疾病	中枢神经系统器质性疾病
在岗期间必检项目	血常规、尿常规、心电图、血清ALT
在岗期间体检周期	3年
离岗时目标疾病	职业性急性一氧化碳中毒
离岗时必检项目	血常规、尿常规、心电图、血碳氧血红蛋白、血氧饱和度

职业病危害因素：二氧化硫	
岗前职业禁忌证	a) 慢性阻塞性肺病；b) 支气管哮喘；c) 慢性间质性肺病
岗前必检项目	血常规、尿常规、心电图、血清ALT、肺功能、胸部X射线摄片
在岗期间目标疾病	a) 职业病：职业性刺激性化学物致慢性阻塞性肺疾病（见GBZ/T 237）； b) 职业禁忌证：1) 支气管哮喘；2) 慢性间质性肺病
在岗期间必检项目	血常规、尿常规、心电图、血清ALT、肺功能、胸部X射线摄片
在岗期间体检周期	1年
应急职业健康检查目标疾病	a) 职业性急性二氧化硫中毒（见GBZ 58）；b) 职业性化学性眼灼伤（见GBZ 54）；c) 职业性化学性皮肤灼伤（见GBZ 51）
应急职业健康检查必检项目	血常规、尿常规、心电图、胸部X射线摄片、血氧饱和度
离岗时目标疾病	职业性刺激性化学物致慢性阻塞性肺疾病（见GBZ/T 237）
离岗时必检项目	血常规、尿常规、心电图、血清ALT、肺功能、胸部X射线摄片

职业病危害因素：氮氧化物	
岗前职业禁忌证	a) 慢性阻塞性肺病；b) 支气管哮喘；c) 慢性间质性肺病
岗前必检项目	血常规、尿常规、心电图、血清ALT、肺功能、胸部X射线摄片
在岗期间目标疾病	a) 职业病：职业性刺激性化学物致慢性阻塞性肺疾病（见GBZ/T 237）； b) 职业禁忌证：1) 支气管哮喘；2) 慢性间质性肺病
在岗期间必检项目	血常规、尿常规、心电图、血清ALT、肺功能、胸部X射线摄片
在岗期间体检周期	1年
离岗时目标疾病	a) 职业性急性氮氧化物中毒（见GBZ 15）；b) 职业性化学性眼灼伤（见GBZ 54）；c) 职业性化学性皮肤灼伤（见GBZ 51）
离岗时必检项目	血常规、尿常规、心电图、胸部X射线摄片、血氧饱和度

职业病危害因素：粉尘

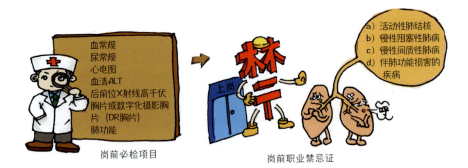

血常规
尿常规
心电图
血清ALT
后前位X射线高千伏胸片或数字化摄影胸片（DR胸片）
肺功能

岗前必检项目

a）活动性肺结核
b）慢性阻塞性肺病
c）慢性间质性肺病
d）伴肺功能损害的
　　疾病

岗前职业禁忌证

在岗期间体检周期&项目

a）生产性粉尘作业分级I级，2年一次；生产性粉尘作业分级II级及以上，1年1次；

b）X射线胸片表现为观察对象者每年1次，连续观察5年，若5年内不能确诊为尘肺患者，按a）执行；

c）尘肺患者原则每年检查1次，或根据病情随时检查。

在岗期间体检周期&项目

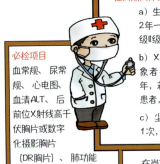

必检项目

血常规、尿常规、心电图、血清ALT、后前位X射线高千伏胸片或数字化摄影胸片（DR胸片）、肺功能

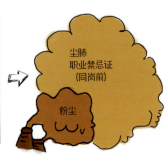

尘肺
职业禁忌证
（同岗前）

粉尘

在岗期间目标疾病

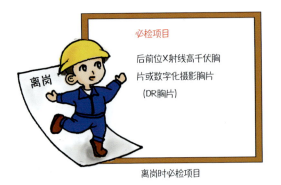

必检项目

后前位X射线高千伏胸片或数字化摄影胸片（DR胸片）

离岗时必检项目

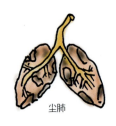

尘肺

离岗时目标疾病

职业病危害因素：噪声

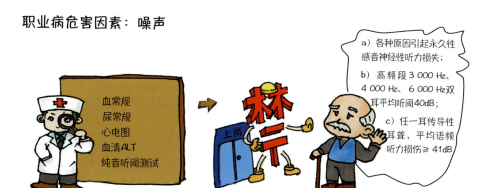

血常规
尿常规
心电图
血清ALT
纯音听阈测试

岗前必检项目

岗前职业禁忌证

a）各种原因引起永久性感音神经性听力损失；

b）高频段 3 000 Hz、4 000 Hz、6 000 Hz双耳平均听阈40dB；

c）任一耳传导性耳聋，平均语频听力损伤 ≥ 41dB

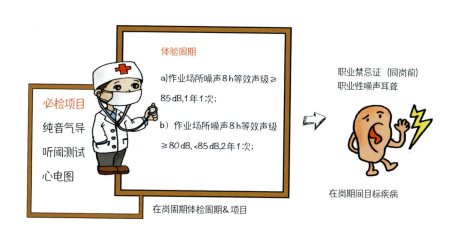

体验周期

a)作业场所噪声8 h等效声级 ≥ 85 dB,1年1次；

b）作业场所噪声8 h等效声级 ≥ 80 dB, <85 dB,2年1次；

必检项目
纯音气导听阈测试
心电图

在岗周期体检周期&项目

职业禁忌证（同岗前）
职业性噪声耳聋

在岗期间目标疾病

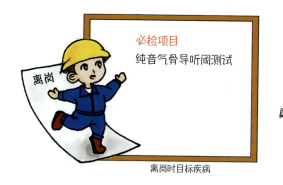

必检项目
纯音气骨导听阈测试

离岗时目标疾病

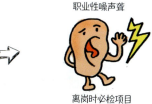

职业性噪声聋

离岗时必检项目

职业病危害因素：一氧化碳

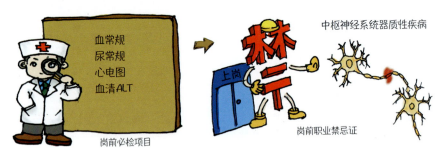

血常规
尿常规
心电图
血清ALT

岗前必检项目

中枢神经系统器质性疾病

上岗

岗前职业禁忌证

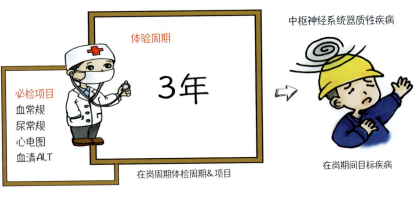

体验周期

3年

必检项目
血常规
尿常规
心电图
血清ALT

在岗周期体检周期&项目

中枢神经系统器质性疾病

在岗期间目标疾病

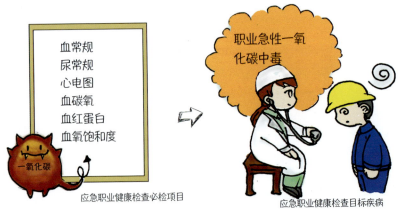

血常规
尿常规
心电图
血碳氧
血红蛋白
血氧饱和度

一氧化碳

应急职业健康检查必检项目

职业急性一氧
化碳中毒

应急职业健康检查目标疾病

职业病危害因素：二氧化硫

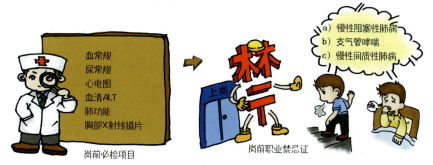

血常规
尿常规
心电图
血清ALT
肺功能
胸部X射线摄片

岗前必检项目

a) 慢性阻塞性肺病
b) 支气管哮喘
c) 慢性间质性肺病

岗前职业禁忌证

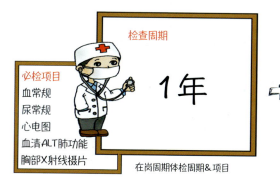

检查周期

必检项目
血常规
尿常规
心电图
血清ALT肺功能
胸部X射线摄片

1年

在岗周期体检周期&项目

a) 职业病：职业性刺激性化学物致慢性阻塞性肺疾病
b) 职业禁忌证1) 支气管哮喘；
2) 慢性间质性肺病。

在岗期间目标疾病

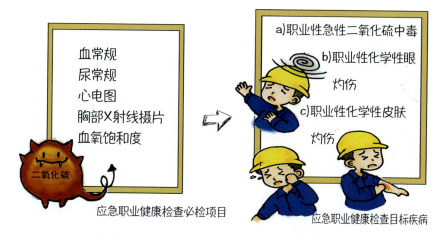

血常规
尿常规
心电图
胸部X射线摄片
血氧饱和度

二氧化硫

应急职业健康检查必检项目

a)职业性急性二氧化硫中毒
b)职业性化学性眼灼伤
c)职业性化学性皮肤灼伤

应急职业健康检查目标疾病

-31-

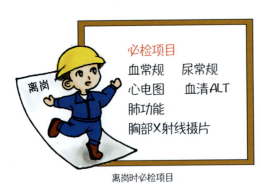

必检项目

血常规　　尿常规
心电图　　血清ALT
肺功能
胸部X射线摄片

离岗

职业性刺激性化学物致慢性
阻塞性肺疾病

咳咳

离岗时必检项目　　　　　　离岗时目标疾病

职业病危害因素：氮氧化物

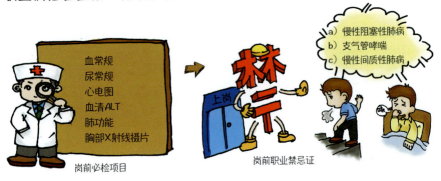

血常规
尿常规
心电图
血清ALT
肺功能
胸部X射线摄片

上岗

a) 慢性阻塞性肺病
b) 支气管哮喘
c) 慢性间质性肺病

岗前必检项目　　　　　　岗前职业禁忌证

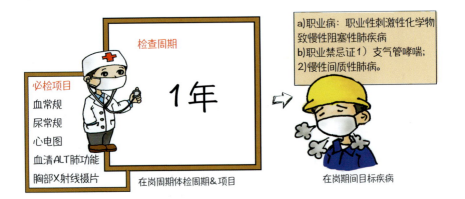

检查周期

必检项目

血常规
尿常规
心电图
血清ALT肺功能
胸部X射线摄片

1年

a)职业病：职业性刺激性化学物
致慢性阻塞性肺疾病
b)职业禁忌证1）支气管哮喘；
2)慢性间质性肺病。

在岗周期体检周期&项目　　　　在岗期间目标疾病

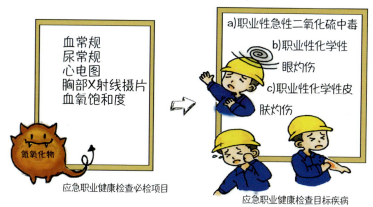

应急职业健康检查必检项目

应急职业健康检查目标疾病

4.处置措施

（1）发现职业禁忌或者有与所从事职业相关的健康损害的劳动者，应及时要求用人单位调离原工作岗位，并妥善安置。

（2）对需要复查和医学观察的劳动者，应当要求企业按照体检机构要求的时间，安排复查和医学观察。职业健康检查和医学观察的费用，应当由用人单位承担。

六、应急救援

因素	可能发生的急性中毒	急救基本常识
氮氧化物	a) 职业性急性氮氧化物中毒（见GBZ 15）； b) 职业性化学性眼灼伤（见GBZ 54）； c) 职业性化学性皮肤灼伤（见GBZ 51）	吸入：迅速脱离现场至空气新鲜处。立即吸氧
二氧化硫	职业性刺激性化学物 致慢性阻塞性肺疾病	a) 皮肤接触：立即脱去污染的衣着，用大量流动清水冲洗。就医。 b) 眼睛接触：提起眼睑，用流动清水或生理盐水冲洗。就医。 c) 吸入：迅速脱离现场至空气新鲜处。保持呼吸道通畅。如呼吸困难，给输氧。如呼吸停止，立即进行人工呼吸。就医
一氧化碳	职业性急性一氧化碳中毒	吸入：迅速脱离现场至空气新鲜处。保持呼吸道通畅。如呼吸困难，给输氧。呼吸心跳停止时，立即进行人工呼吸和胸外心脏按压术。就医

氮氧化物基本急救常识

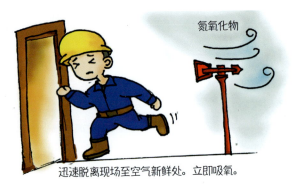

迅速脱离现场至空气新鲜处。立即吸氧。

二氧化硫中毒基本急救常识

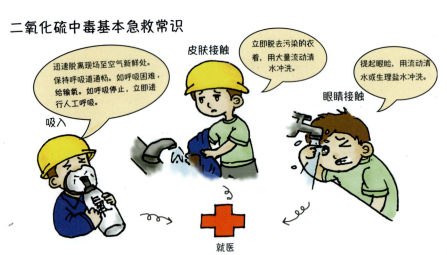

迅速脱离现场至空气新鲜处。保持呼吸道通畅。如呼吸困难，给输氧。如呼吸停止，立即进行人工呼吸。

吸入

皮肤接触

立即脱去污染的衣着，用大量流动清水冲洗。

提起眼睑，用流动清水或生理盐水冲洗。

眼睛接触

就医

二氧化硫中毒基本急救常识

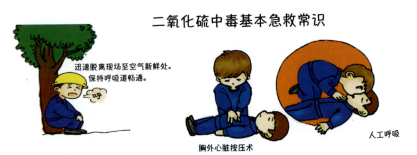

迅速脱离现场至空气新鲜处。保持呼吸道畅通。

呼

胸外心脏按压术

人工呼吸

第三章 陶瓷行业职业病危害及防护

一、职业病危害因素种类、产生环节及危害

1.职业病危害因素分布

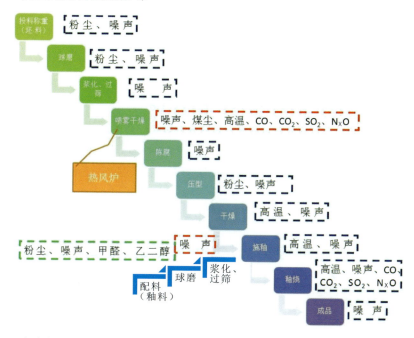

陶瓷行业（瓷砖生产）工艺流程及职业病危害因素分布示意图

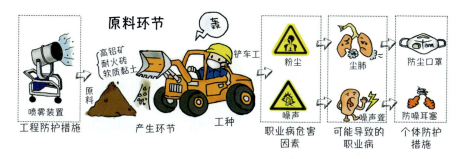

粉碎环节

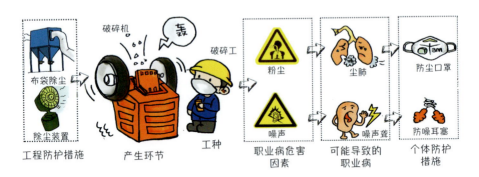

球磨环节

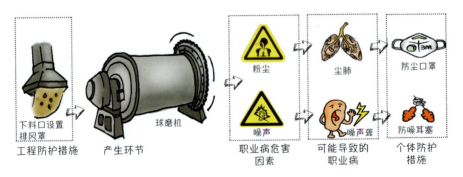

浆化过筛环节

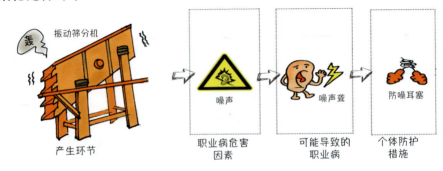

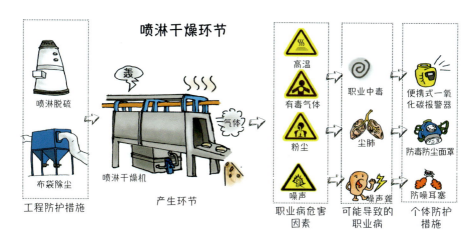

喷淋干燥环节

喷淋脱硫

布袋除尘

工程防护措施

喷淋干燥机

产生环节

高温

有毒气体

粉尘

噪声

职业病危害因素

职业中毒

尘肺

噪声聋

可能导致的职业病

便携式一氧化碳报警器

防毒防尘面罩

防噪耳塞

个体防护措施

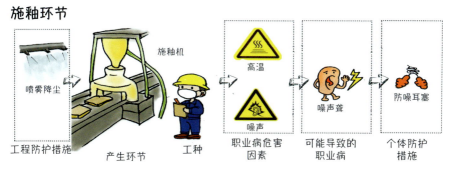

施釉环节

喷雾降尘

工程防护措施

施釉机

产生环节

工种

高温

噪声

职业病危害因素

噪声聋

可能导致的职业病

防噪耳塞

个体防护措施

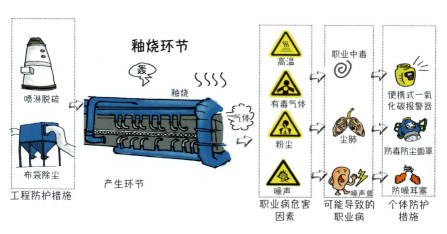

釉烧环节

喷淋脱硫

布袋除尘

工程防护措施

釉烧

气体

产生环节

高温

有毒气体

粉尘

噪声

职业病危害因素

职业中毒

尘肺

噪声聋

可能导致的职业病

便携式一氧化碳报警器

防毒防尘面罩

防噪耳塞

个体防护措施

-37-

成品环节

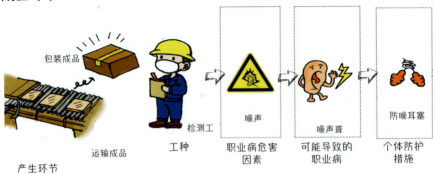

包装成品

运输成品

产生环节

工种 检测工

职业病危害因素 噪声

可能导致的职业病 噪声聋

个体防护措施 防噪耳塞

磨边环节

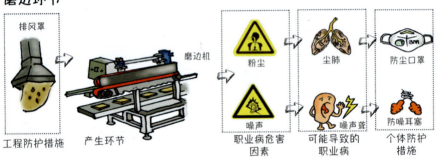

排风罩

磨边机

工程防护措施 产生环节

职业病危害因素 粉尘 噪声

可能导致的职业病 尘肺 噪声聋

个体防护措施 防尘口罩 防噪耳塞

抛光环节

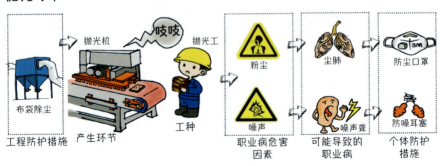

抛光机 吱吱 抛光工

布袋除尘

工程防护措施 产生环节 工种

职业病危害因素 粉尘 噪声

可能导致的职业病 尘肺 噪声聋

个体防护措施 防尘口罩 防噪耳塞

2.产生环节及对人体健康的影响

序号	车间名称	作业岗位	涉及的物料	客观因素	产生环节	可能导致的职业病
1	原料系统	铲车工	面釉高岭土、煅烧高岭土、石英粉、MNF硅酸锆、红B硅酸锆、钾长石粉、烧滑石粉	粉尘、噪声	原料运输及卸载	尘肺、噪声聋
		球磨工		粉尘、噪声	原料破碎	尘肺、噪声聋
		原料系统巡检工		粉尘、噪声	原料输送	尘肺、噪声聋
2	生产一车间	进料	生滑石粉、瓷石粉、钠长石粉、硅灰石、萤石粉、锂云母、白云石粉、方解石粉	粉尘、噪声	原来投料	尘肺、噪声聋
		压机		粉尘、噪声	制坯	尘肺、噪声聋
		素烧		粉尘、噪声、一氧化碳、二氧化氮、二氧化硫	烧成巡检	尘肺、噪声聋、中暑、一氧化碳中毒、二氧化氮中毒、二氧化硫中毒
		施釉	釉料	噪声	喷釉	噪声聋
		印花	墨水	噪声	喷墨	噪声聋
		釉烧	煤气	粉尘、噪声、一氧化碳、二氧化氮、二氧化硫	烧成巡检	尘肺、噪声聋、中暑、一氧化碳中毒、二氧化氮中毒、二氧化硫中毒
		磨边	墙砖半成品	粉尘、噪声	磨边操作与设备运转	尘肺、噪声聋
		检测	墙砖成品	噪声	检测设备运转	噪声聋
		包装工	墙砖成品	噪声	设备运转	噪声聋
3	抛光车间	抛光	墙砖半成品	粉尘、噪声	设备运转	尘肺、噪声聋
4	球釉车间	下料	釉料	粉尘、噪声	配料操作	尘肺、噪声聋
		球釉	甲醛、乙二醇	乙二醇、甲醛、粉尘、噪声	球釉投料与巡检	甲醛中毒、尘肺、噪声聋
5	煤气发生系统	铲煤工	煤	粉尘、噪声	铲煤操作	尘肺、噪声聋
		上煤工	煤	煤尘、噪声	皮带输送巡检	煤工尘肺、噪声聋
		司炉工	煤气	煤尘、噪声、一氧化碳、二氧化氮、二氧化硫、硫化氢	煤气站巡检	煤工尘肺、噪声聋、一氧化碳中毒、二氧化硫中毒、二氧化氮中毒
		酚水处理工	酚水、添加剂、煤粉	煤尘、噪声、煤焦油	酚水处理	煤工尘肺、噪声聋、职业性黑变病
		除渣工	煤渣	粉尘	除渣操作	尘肺

二、防护措施

序号	工序	职业病危害因素	应采取的工程防护措施	应采取的个体防护措施
1	铲车	粉尘、噪声	喷雾降尘	防尘口罩、防噪耳塞
2	原料系统巡检	粉尘、噪声	喷雾加湿,矿石的加湿量不超过生产工艺最大允许含水量,除尘器、密闭尘源	防尘口罩、防噪耳塞
3	球磨	粉尘、噪声	下料口设置排风罩	防尘口罩、防噪耳塞/耳罩
4	进料	粉尘、噪声	设置排风罩	防尘口罩、防噪耳塞
5	干燥	粉尘、噪声、一氧化碳、二氧化氮、二氧化硫	喷雾干燥塔或密闭式干燥新工艺,布袋除尘器+喷淋脱硫(共用)	防尘口罩、防噪耳塞、便携式一氧化碳报警器、防毒面具
6	压机	粉尘、噪声	布袋除尘器、排风罩、密闭尘源	防尘口罩、防噪耳塞/耳罩
7	素烧	粉尘、噪声、一氧化碳、二氧化氮、二氧化硫	布袋除尘器+喷淋脱硫(共用)、密闭尘源	防尘口罩、防噪耳塞、便携式一氧化碳报警器、防毒面具
8	施釉	噪声	喷雾降尘	防噪耳塞
9	印花	噪声	/	防噪耳塞
10	釉烧	粉尘、噪声、一氧化碳、二氧化氮、二氧化硫	布袋除尘器+喷淋脱硫(共用)	防尘口罩、防噪耳塞、便携式一氧化碳报警器、防毒面具
11	磨边	粉尘、噪声	通风吸尘罩	防尘口罩、防噪耳塞/耳罩
12	检测	噪声		防噪耳塞
13	包装工	噪声	/	防噪耳塞
14	抛光	粉尘、噪声	布袋除尘器,各罩口安装在各尘源点	防尘口罩、防噪耳塞/耳罩
15	下料	粉尘、噪声	通风吸尘罩	防尘口罩、防噪耳塞
16	球釉	乙二醇、甲醛、粉尘、噪声	喷雾风扇	防尘口罩、防噪耳塞、甲醛防毒面具
17	铲煤	煤尘、噪声	喷雾降尘	防尘口罩、防噪耳塞
18	上煤	煤尘、噪声	通风吸尘罩	防尘口罩、防噪耳塞
19	司炉	煤尘、噪声、一氧化碳、二氧化氮、二氧化硫、硫化氢	煤气发生炉安装旋风除尘器	防尘口罩、防噪耳塞、便携式一氧化碳报警器、防毒面具

20	酚水处理	煤尘、噪声、煤焦油	煤气净化处理前段旋风除油器除去重质焦油、电捕焦油器再次捕集焦油，后段旋风除尘器，墙面设对流大功率墙扇	防尘口罩、防噪耳塞、防毒面具
21	除渣	粉尘	湿法作业	防尘口罩

三、防护用品的正确使用

1.防尘口罩

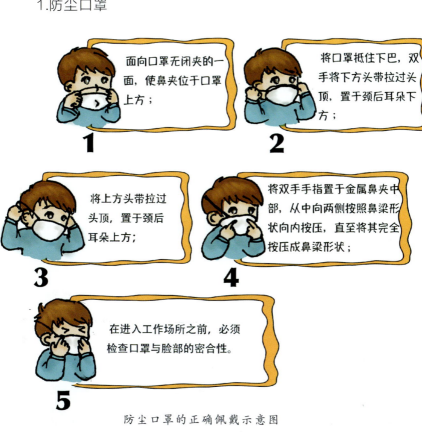

1 面向口罩无闭夹的一面，使鼻夹位于口罩上方；

2 将口罩抵住下巴，双手将下方头带拉过头顶，置于颈后耳朵下方；

3 将上方头带拉过头顶，置于颈后耳朵上方；

4 将双手手指置于金属鼻夹中部，从中向两侧按照鼻梁形状向内按压，直至将其完全按压成鼻梁形状；

5 在进入工作场所之前，必须检查口罩与脸部的密合性。

防尘口罩的正确佩戴示意图

2.防噪耳塞

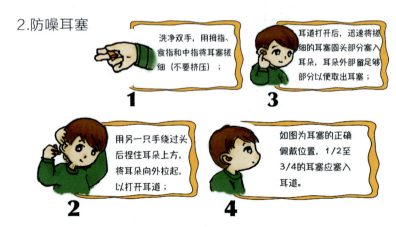

1　洗净双手，用拇指、食指和中指将耳塞搓细（不要挤压）；

3　耳道打开后，迅速将搓细的耳塞圆头部分塞入耳朵，耳朵外部留足够部分以便取出耳塞；

2　用另一只手绕过头后捏住耳朵上方，将耳朵向外拉起，以打开耳道；

4　如图为耳塞的正确佩戴位置，1/2至3/4的耳塞应塞入耳道。

防噪耳塞的正确佩戴示意图

3.各工种标准的个体防护用品配备

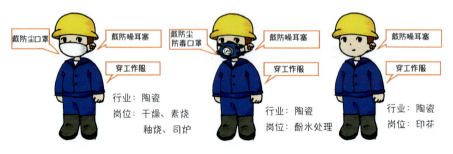

戴防尘口罩　戴防噪耳塞　穿工作服

行业：陶瓷
岗位：干燥、素烧
　　　釉烧、司炉

戴防尘防毒口罩　戴防噪耳塞　穿工作服

行业：陶瓷
岗位：酚水处理

戴防噪耳塞　穿工作服

行业：陶瓷
岗位：印花

四、职业卫生管理

1.劳动者应遵守的职业卫生管理制度

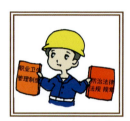

遵守制度、服从安排

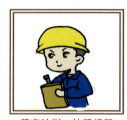

落实计划、执行规程

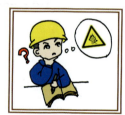

参加培训、掌握知识

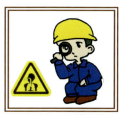
认真巡查、自觉维护

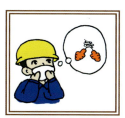
正确使用、加强防护

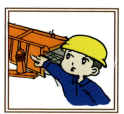
定期检修、及时上报

（1）遵守国家现行的职业病防治法律、法规、规章；

（2）遵守企业职业卫生管理制度，服从职业卫生管理人员的工作要求和安排；

（3）按照公司职业卫生管理机构要求，认真落实岗位涉及的职业卫生防治计划和实施方案；

（4）认真执行岗位职业卫生操作规程，不打折扣，不搞变通，不做选择，如实填写岗位操作记录；

（5）参加用人单位组织的职业卫生培训；学习和掌握粉尘、噪声、高温、一氧化碳等危害的防护知识，增强职业病防范意识；

（6）正确使用、维护职业病防护设施和个人使用的职业病防护用品；

（7）积极参加企业组织的职业健康体检；

（8）负责工作区域内防尘、防噪的职业病防护设施设备的操作、维护、隐患排查及故障申报；

（9）提出职业病防护设施设备的检修和修改意见，参加设备的检修和验收工作；

（10）自觉维护工作场所职业病危害警示标识和告知卡，发现损坏及时维修或报企业职业卫生管理部门更新；

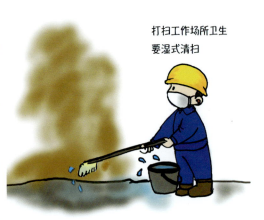

打扫工作场所卫生要湿式清扫

（11）定期对职业病防护设施进行检修维护；

（12）清扫作业场所时佩戴防尘口罩，湿式清扫，减少二次扬尘的发生；

（13）参加用人单位组织的职业健康检查；

（14）认真对现场职业病危害防护设施进行巡查，并填写巡检记录，发现问题及时解决，并按程序上报。

2.噪声车间建隔声休息室

隔声休息室配备通风降温设施，设置存衣柜、清洁饮用水、急救箱等。

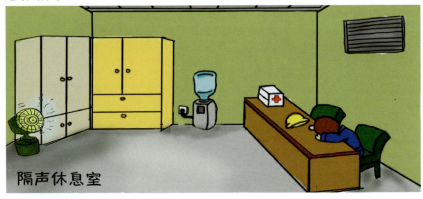

隔声休息室

3.不在工作场所吃饭、喝水、抽烟

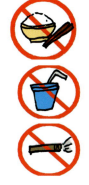
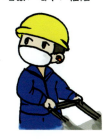

不在工作场合
吃饭、喝水、抽烟

五、职业健康体检

1.劳动者的义务

（1）参加用人单位组织的新上岗前的岗前职业健康检查。

（2）参加用人单位组织的转岗时的离岗职业健康检查。

（3）按照《职业健康监护技术规范》（GBZ188）等国家职业卫生标准的规定和要求，定期参加用人组织的在岗期间的职业健康检查。

（4）在作业过程中出现与所接触职业病危害因素相关的不适症状时，向用人单位申请进行应急职业健康检查。

（5）准备离职前30日要求用人单位组织离岗时的职业健康检查。

（6）未进行离岗时职业健康检查的，不与用人单位解除或者终止劳动合同。

2.体检类别

职业健康检查包括上岗前、在岗期间、离岗时和离岗后医学随访以及应急健康检查。

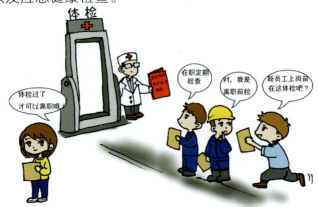

3.接触各职业病危害因素的体检项目及周期

职业病危害因素：粉尘	
岗前职业禁忌证	a) 活动性肺结核病；b) 慢性阻塞性肺病；c) 慢性间质性肺病；d) 伴肺功能损害的疾病
岗前必检项目	必检项目：血常规、尿常规、心电图、血清ALT、后前位X射线高千伏胸片或数字化摄影胸片（DR胸片）、肺功能
在岗期间目标疾病	尘肺和职业禁忌证（同岗前）
在岗期间必检项目	必检项目：血常规、尿常规、心电图、血清ALT、后前位X射线高千伏胸片或数字化摄影胸片（DR胸片）、肺功能
在岗期间体检周期	a) 生产性粉尘作业分级Ⅰ级，2年1次；生产性粉尘作业分级Ⅱ级及以上，1年1次；b) X射线胸片表现为观察对象者每年1次，连续观察5年，若5年内不能确诊为尘肺患者，按a)执行；c) 尘肺患者原则每年检查1次，或根据病情随时检查
离岗时目标疾病	尘肺
离岗时必检项目	后前位X射线高千伏胸片或数字化摄影胸片（DR胸片）
职业病危害因素：煤尘	
岗前职业禁忌证	a) 活动性肺结核病；b) 慢性阻塞性肺病；c) 慢性间质性肺病；d) 伴肺功能损害的疾病

岗前必检项目	血常规、尿常规、心电图、血清ALT、后前位X射线高千伏胸片或数字化摄影胸片（DR胸片）、肺功能
在岗期间目标疾病	煤工尘肺
在岗期间必检项目	后前位X射线高千伏胸片或数字化摄影胸片（DR胸片）、心电图、肺功能
在岗期间体检周期	a) 生产性粉尘作业分级I级，3年1次；生产性粉尘作业分级II级及以上，2年一次；b) X射线胸片表现为观察对象者健康检查每年1次，连续观察5年，若5年内不能确诊为煤工尘肺患者，按a) 执行；c) 煤工尘肺患者每1年或2年检查1次，或根据病情随时检查
离岗时目标疾病	煤工尘肺
离岗时必检项目	后前位X射线高千伏胸片或数字化摄影胸片（DR胸片）

职业病危害因素：噪声	
岗前职业禁忌证	a) 各种原因引起永久性感音神经性听力损失（500 Hz、1 000 Hz和2 000 Hz中任一频率的纯音气导听阈＞25 dB）；b) 高频段3 000 Hz、4 000 Hz、6 000 Hz双耳平均听阈≥40 dB；c) 任一耳传导性耳聋，平均语频听力损伤≥41 dB
岗前必检项目	血常规、尿常规、心电图、血清ALT、纯音听阈测试
在岗期间目标疾病	职业性噪声聋和职业禁忌证（同岗前）
在岗期间必检项目	纯音气导听阈测试、心电图
在岗期间体检周期	a) 作业场所噪声8 h等效声级≥85 dB，1年1次； b) 作业场所噪声8 h等效声级≥80 dB，＜85 dB，2年1次
离岗时目标疾病	职业性噪声聋
离岗时必检项目	纯音气骨导听阈测试

职业病危害因素：高温	
岗前职业禁忌证	a) 未控制的高血压；b) 慢性肾炎；c) 未控制的甲状腺亢进症；d) 未控制的糖尿病；e) 全身疤痕面积≥20%以上（工伤标准的八级）；f) 癫痫
岗前必检项目	血常规、尿常规、血清ALT、心电图、血糖
在岗期间目标疾病	a) 未控制的高血压；b) 慢性肾炎；c) 未控制的甲状腺亢进症；d) 未控制的糖尿病；e) 全身疤痕面积≥20%以上（工伤标准的八级）；f) 癫痫
在岗期间必检项目	血常规、尿常规、血清ALT、心电图、血糖
在岗期间体检周期	1年，应在每年高温季节到来之前进行
离岗时目标疾病	职业性中暑

离岗时必检项目	血常规、尿常规、血电解质、肾功能
职业病危害因素：一氧化碳	
岗前职业禁忌证	中枢神经系统器质性疾病
岗前必检项目	血常规、尿常规、心电图、血清ALT
在岗期间目标疾病	中枢神经系统器质性疾病
在岗期间必检项目	血常规、尿常规、心电图、血清ALT
在岗期间体检周期	3年
离岗时目标疾病	职业性急性一氧化碳中毒
离岗时必检项目	血常规、尿常规、心电图、血碳氧血红蛋白、血氧饱和度
职业病危害因素：甲醛	
岗前职业禁忌证	a) 慢性阻塞性肺病；b) 支气管哮喘；c) 慢性间质性肺病； d) 伴有气道高反应的过敏性鼻炎
岗前必检项目	血常规、尿常规、心电图、血清ALT、血嗜酸细胞计数、肺功能、胸部X射线摄片
在岗期间 目标疾病	a) 职业病：1) 职业性哮喘（见GBZ 57）；2) 甲醛致职业性皮肤病（见GBZ 18）； 3) 职业性刺激性化学物致慢性阻塞性肺疾病（见GBZ/T 237）； b) 职业禁忌证：1) 慢性间质性肺病；2) 伴有气道高反应的过敏性鼻炎
在岗期间必检项目	血常规、尿常规、心电图、血清ALT、血嗜酸细胞计数、肺功能、胸部X射线摄片
在岗期间体检周期	1年
离岗时目标疾病	a) 职业性急性甲醛中毒（见GBZ 33）；b) 职业性化学性眼灼伤（见GBZ 54）； c) 甲醛致职业性皮肤病（见GBZ 18）
离岗时必检项目	血常规、心电图、胸部X射线摄片、血氧饱和度
职业病危害因素：二氧化硫	
岗前职业禁忌证	a) 慢性阻塞性肺病；b) 支气管哮喘；c) 慢性间质性肺病
岗前必检项目	血常规、尿常规、心电图、血清ALT、肺功能、胸部X射线摄片
在岗期间 目标疾病	a) 职业病：职业性刺激性化学物致慢性阻塞性肺疾病（见GBZ/T 237）； b) 职业禁忌证：1) 支气管哮喘；2) 慢性间质性肺病
在岗期间必检项目	血常规、尿常规、心电图、血清ALT、肺功能、胸部X射线摄片
在岗期间体检周期	1年
应急职业健康 检查目标疾病	a) 职业性急性二氧化硫中毒（见GBZ 58）；b) 职业性化学性眼灼 伤（见GBZ 54）；c) 职业性化学性皮肤灼伤（见GBZ 51）

应急职业健康检查必检项目	血常规、尿常规、心电图、胸部X射线摄片、血氧饱和度
离岗时目标疾病	职业性刺激性化学物致慢性阻塞性肺疾病（见GBZ/T 237）
离岗时必检项目	血常规、尿常规、心电图、血清ALT、肺功能、胸部X射线摄片

职业病危害因素：氮氧化物	
岗前职业禁忌证	a) 慢性阻塞性肺病；b) 支气管哮喘；c) 慢性间质性肺病
岗前必检项目	血常规、尿常规、心电图、血清ALT、肺功能、胸部X射线摄片
在岗期间目标疾病	a) 职业病：职业性刺激性化学物致慢性阻塞性肺疾病（见GBZ/T 237）；b) 职业禁忌证：1) 支气管哮喘；2) 慢性间质性肺病
在岗期间必检项目	血常规、尿常规、心电图、血清ALT、肺功能、胸部X射线摄片
在岗期间体检周期	1年
离岗时目标疾病	a) 职业性急性氮氧化物中毒（见GBZ 15）；b) 职业性化学性眼灼伤（见GBZ 54）；c) 职业性化学性皮肤灼伤（见GBZ 51）
离岗时必检项目	血常规、尿常规、心电图、胸部X射线摄片、血氧饱和度

职业病危害因素：硫化氢	
岗前职业禁忌证	中枢神经系统器质性疾病
岗前必检项目	血常规、尿常规、心电图、血清ALT
在岗期间目标疾病	中枢神经系统器质性疾病
在岗期间必检项目	血常规、尿常规、心电图、血清ALT
在岗期间体检周期	3年
离岗时目标疾病	职业性急性硫化氢中毒
离岗时必检项目	血常规、尿常规、心电图、肝功能、胸部X射线摄片、心肌酶谱、肌钙蛋白（TnT）、血氧饱和度

职业病危害因素：粉尘

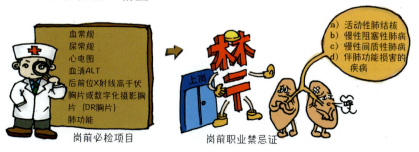

血常规
尿常规
心电图
血清ALT
后前位X射线高千伏胸片或数字化摄影胸片（DR胸片）
肺功能

岗前必检项目

a) 活动性肺结核
b) 慢性阻塞性肺病
c) 慢性间质性肺病
d) 伴肺功能损害的疾病

岗前职业禁忌证

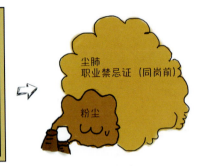

在岗期间体检周期&项目

a）生产性粉尘作业分级
Ⅰ级，2年一次；生产性粉
尘作业分级Ⅱ级及以上，
1年1次；
b）X射线胸片表现为观察
对象者每年1次，连续观
察5年，若5年内不能确诊
为尘肺患者，按a）执行；
c）尘肺患者原则每年检
查1次，或根据病情随时
检查。

必检项目
血常规
尿常规
心电图
血清ALT
后前位X射线
高千伏胸片或
数字化摄影胸片
（DR胸片）
肺功能

在岗期间体检周期&项目

尘肺
职业禁忌证（同岗前）

粉尘

在岗期间目标疾病

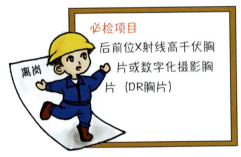

必检项目
后前位X射线高千伏胸
片或数字化摄影胸
片（DR胸片）

离岗

离岗时必检项目

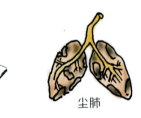

尘肺

离岗时目标疾病

职业病危害因素：煤尘

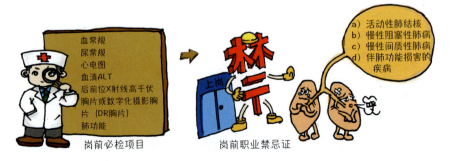

血常规
尿常规
心电图
血清ALT
后前位X射线高千伏
胸片或数字化摄影胸
片（DR胸片）
肺功能

岗前必检项目

a）活动性肺结核
b）慢性阻塞性肺病
c）慢性间质性肺病
d）伴肺功能损害的
　疾病

岗前职业禁忌证

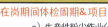

在岗期间体检周期&项目
a）生产性粉尘作业分级Ⅰ级，2年一次；生产性粉尘作业分级Ⅱ级及以上，1年1次；
b）X射线胸片表现为观察对象者每年1次，连续观察5年，若5年内不能确诊为尘肺患者，按a）执行；
c）尘肺患者原则每年检查1次，或根据病情随时检查

必检项目
后前位X射线高千伏胸片或数字化摄影胸片（DR胸片）
心电图、肺功能

在岗期间体验周期&项目

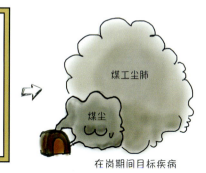

煤工尘肺

煤尘

在岗期间目标疾病

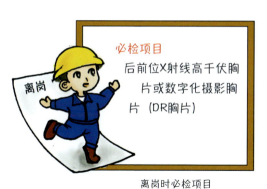

离岗

必检项目
后前位X射线高千伏胸片或数字化摄影胸片（DR胸片）

离岗时必检项目

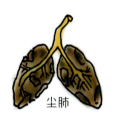

尘肺

离岗时目标疾病

职业病危害因素：高温

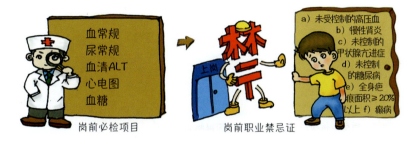

血常规
尿常规
血清ALT
心电图
血糖

岗前必检项目

上岗

a）未受控制的高血压
b）慢性肾炎
c）未控制的甲状腺亢进症
d）未控制的糖尿病
e）全身疤痕面积≥20%以上 f）癫痫

岗前职业禁忌证

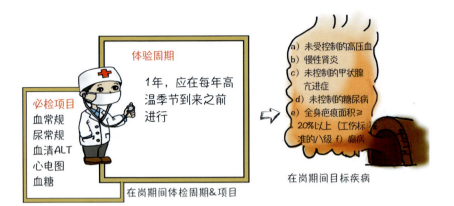

体验周期

1年，应在每年高温季节到来之前进行

必检项目
血常规
尿常规
血清ALT
心电图
血糖

a) 未受控制的高压血
b) 慢性肾炎
c) 未控制的甲状腺亢进症
d) 未控制的糖尿病
e) 全身疤痕面积≥20%以上（工伤标准的八级 f) 癫痫

在岗期间体检周期&项目

在岗期间目标疾病

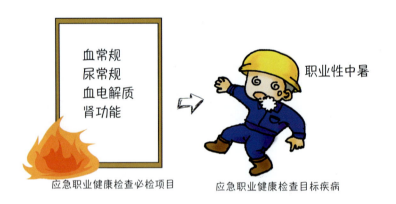

血常规
尿常规
血电解质
肾功能

职业性中暑

应急职业健康检查必检项目

应急职业健康检查目标疾病

职业病危害因素：甲醛

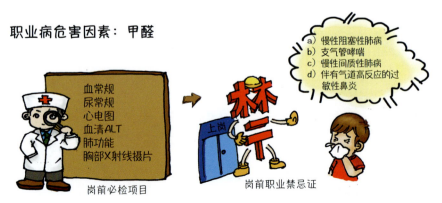

血常规
尿常规
心电图
血清ALT
肺功能
胸部X射线摄片

a) 慢性阻塞性肺病
b) 支气管哮喘
c) 慢性间质性肺病
d) 伴有气道高反应的过敏性鼻炎

岗前必检项目

岗前职业禁忌证

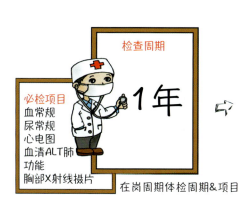

a)职业病: 1)职业性哮喘;
2)甲醛致职业性皮肤病;
3)职业性刺激性化学物致慢性阻塞性肺疾病
b)职业禁忌证 1)慢性间质性肺病; 2)伴有气道高反应的过敏性鼻炎

在岗期间目标疾病

检查周期

1年

必检项目
血常规
尿常规
心电图
血清ALT肺功能
胸部X射线摄片

在岗周期体检周期&项目

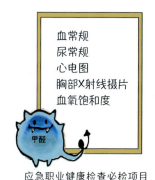

血常规
尿常规
心电图
胸部X射线摄片
血氧饱和度

应急职业健康检查必检项目

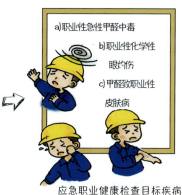

a)职业性急性甲醛中毒
b)职业性化学性眼灼伤
c)甲醛致职业性皮肤病

应急职业健康检查目标疾病

职业病危害因素：硫化氢

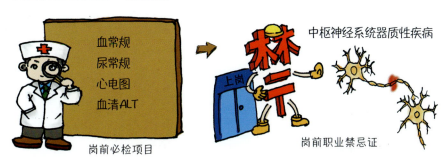

血常规
尿常规
心电图
血清ALT

岗前必检项目

中枢神经系统器质性疾病

岗前职业禁忌证

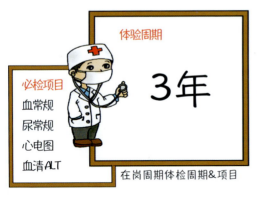

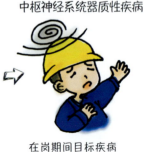

中枢神经系统器质性疾病

在岗周期体检周期&项目

在岗期间目标疾病

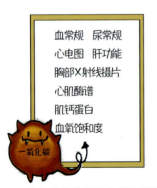

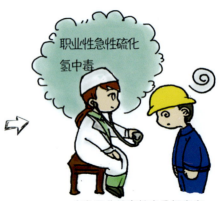

应急职业健康检查必检项目

应急职业健康检查目标疾病

4.处置措施

（1）发现职业禁忌或者有与所从事职业相关的健康损害的劳动者，应及时要求用人单位调离原工作岗位，并妥善安置。

（2）对需要复查和医学观察的劳动者，应当要求企业按照体检机构要求的时间，安排复查和医学观察。职业健康检查和医学观察的费用，应当由用人单位承担。

六、应急救援

因素	可能发生的急性中毒	急救基本常识
硫化氢	职业性急性硫化氢中毒	a) 眼睛接触：立即提起眼睑，用大量流动清水或生理盐水彻底冲洗至少15分钟。就医。 b) 吸入：迅速脱离现场至空气新鲜处。保持呼吸道通畅。如呼吸困难，给输氧。如呼吸停止，立即进行人工呼吸。就医
氮氧化物	a) 职业性急性氮氧化物中毒（见GBZ15） b) 职业性化学性眼灼伤（见GBZ54） c) 职业性化学性皮肤灼伤（见GBZ51）	吸入：迅速脱离现场至空气新鲜处。立即吸氧
二氧化硫	职业性刺激性化学物致慢性阻塞性肺疾病	a) 皮肤接触：立即脱去污染的衣着，用大量流动清水冲洗。就医。b) 眼睛接触：提起眼睑，用流动清水或生理盐水冲洗。就医。c) 吸入：迅速脱离现场至空气新鲜处。保持呼吸道通畅。如呼吸困难，给输氧。如呼吸停止，立即进行人工呼吸。就医
甲醛	a) 职业性急性甲醛中毒（见GBZ 33）； b) 职业性化学性眼灼伤（见GBZ 54）	皮肤接触：立即脱去被污染的衣着，用大量流动清水冲洗，至少15分钟。就医。眼睛接触：立即提起眼睑，用大量流动清水或生理盐水彻底冲洗至少15分钟。就医。吸入：迅速脱离现场至空气新鲜处。保持呼吸道通畅。如呼吸困难，给输氧。如呼吸停止，立即进行人工呼吸。就医。食入：用1%碘化钾60 ml灌胃。常规洗胃。就医。
一氧化碳	职业性急性一氧化碳中毒	吸入：迅速脱离现场至空气新鲜处。保持呼吸道通畅。如呼吸困难，给输氧。呼吸心跳停止时，立即进行人工呼吸和胸外心脏按压术。就医
高温	职业性中暑	a) 立即将病人移到通风、阴凉、干燥的地方，如走廊、树荫下。b) 使病人仰卧，解开衣领，脱去或松开外套。若衣服被汗水湿透，应立即更换干衣服，同时开电扇或开空调（应避免直接吹风），以尽快散热。c) 用湿毛巾冷敷头部、腋下以及腹股沟等处，有条件的话用温水擦拭全身，同时进行皮肤、肌肉按摩，加速血液循环，促进散热。d) 意识清醒的病人或经过降温清醒的病人可饮服绿豆汤、淡盐水，或服用人丹、十滴水和藿香正气水（胶囊）等解暑。e) 一旦出现高烧、昏迷抽搐等症状，应让病人侧卧，头向后仰，保持呼吸道通畅，同时立即拨打120电话，求助医务人员给予紧急救治

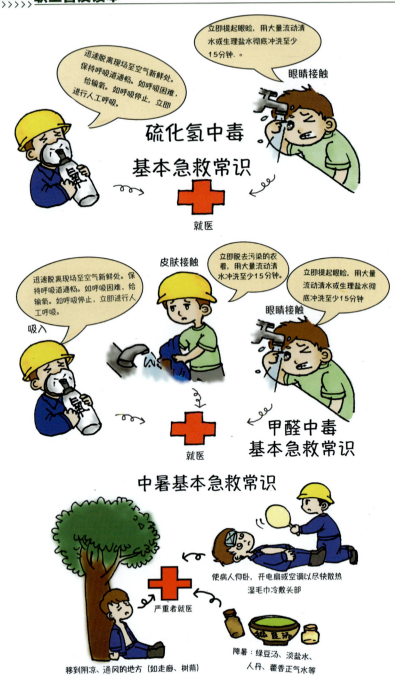

第四章 职业病的典型临床症状

一、尘肺病的早期症状

尘肺病临床表现与一般的感冒、肺炎等肺部疾病有类似的症状，很多人在疾病的早期都会误以为是普通的感冒等，因此也就不将出现的小症状放在心上，下面我们一起来看看尘肺病的临床表现有哪些。

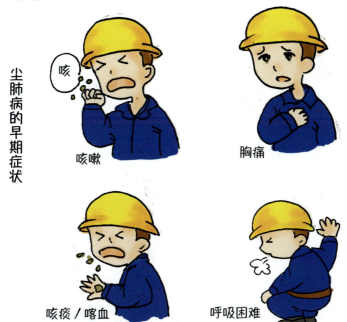

尘肺病的早期症状

咳嗽

胸痛

咳痰／喀血

呼吸困难

尘肺病无特异的症状，其表现多与合并症有关。

（1）咳嗽。早期尘肺病人咳嗽多不明显，但随着病程的进展，病人多合并慢性支气管炎，晚期病人多合并肺部感染，均可使咳嗽明显加重。咳嗽与季节、气候等有关。

（2）咳痰。咳痰主要是呼吸系统对粉尘的不断清除所引起的。一般咳痰量不多，多为灰色稀薄痰。如合并肺内感染及慢性支气管炎，痰量则明显增多，痰呈黄色黏稠状或块状，常不易咳出。

（3）胸痛。尘肺病人常常感觉胸痛，胸痛和尘肺临床表现多无相关或平行关系。部位不一，且常有变化，多为局限性。一般为隐痛，也可胀痛、针刺样痛等。

（4）呼吸困难。随肺组织纤维化程度的加重，有效呼吸面积减少，通气/血流比例失调，呼吸困难也逐渐加重。合并症的发生可明显加重呼吸困难的程度和发展速度。

（5）咯血。咯血较为少见，可由于呼吸道长期慢性炎症引起黏膜血管损伤，痰中带少量血丝;也可能由于大块纤维化病灶的溶解破裂损及血管而使血量增多。

（6）其他。除上述呼吸系统症状外，可有程度不同的全身症状，常见有消化功能减退。

二、噪声性耳聋

由于听觉长期遭受噪声影响而发生缓慢的进行性的感音性耳

聋，早期表现为听觉疲劳，离开噪声环境后可以逐渐恢复，久之则难以恢复，终致感音神经性聋。噪声除对听觉损伤外，还可引起头痛、头昏、失眠、高血压等，影响胃的蠕动和分泌。

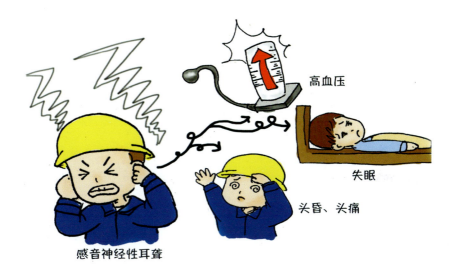

高血压

失眠

头昏、头痛

感音神经性耳聋

三、一氧化碳中毒

临床表现主要为缺氧，其严重程度与HbCO的饱和度呈比例关系。

1.轻型

中毒时间短，血液中碳氧血红蛋白为10%~20%。表现为中毒的早期症状，头痛眩晕、心悸、恶心、呕吐、四肢无力，甚至出现短暂的昏厥，一般神志尚清醒，吸入新鲜空气，脱离中毒环境后，症状迅速消失，一般不留后遗症。

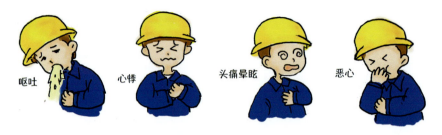

一氧化碳中毒症状：轻度

2.中型

中毒时间稍长，血液中碳氧血红蛋白占30%～40%，在轻型症状的基础上，可出现虚脱或昏迷。皮肤和黏膜呈现煤气中毒特有的樱桃红色。如抢救及时，可迅速清醒，数天内完全恢复，一般无后遗症状。

一氧化碳中毒症状：中度

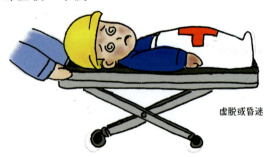

3.重型

发现时间过晚，吸入煤气过多，或在短时间内吸入高浓度的一氧化碳，血液碳氧血红蛋白浓度常在50%以上，病人呈现深度昏迷，各种反射消失，大小便失禁，四肢厥冷，血压下降，呼吸急促，会很快死亡。一般昏迷时间越长，愈后越严重，常留有痴呆、记忆力和理解力减退、肢体瘫痪等后遗症。

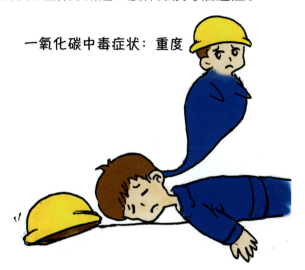

一氧化碳中毒症状：重度

四、高温

中暑后根据临床表现的轻重，中暑可分为先兆中暑、轻症中暑和重症中暑，而它们之间的关系是渐进的。

（1）先兆中暑的症状：在高温的环境下出现头痛、眼花、耳鸣、头晕、口渴、心悸、体温正常或略升高，短时间休息可恢复。

（2）轻度中暑的症状：除以上症状外，体温在38℃以上，面色潮红成苍白、大汗、皮肤湿冷、血压下降、脉搏增快，经休息后，可恢复正常。

（3）重度中暑的症状：是中暑中情况最严重的一种，如不及时救治将会危急生命，表现为：皮肤凉，过度出汗，恶心，呕吐，瞳孔扩大，腹部或肢体痉挛，脉搏快，常伴有昏厥、昏迷、高热甚至意识丧失。

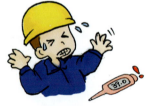

轻度中暑症状

中暑临床症状

先兆中暑症状

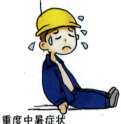

重度中暑症状